ÉTUDE MÉDICO-LÉGALE

SUR LES

ASSURANCES SUR LA VIE

(LEÇONS PROFESSÉES A L'ÉCOLE PRATIQUE)

PAR

LE Dr LEGRAND DU SAULLE

Médecin de l'hospice de Bicêtre,
Professeur libre de médecine légale à l'École pratique,
Lauréat de l'Institut de France et de l'Académie de médecine,
Président de la Société de médecine pratique,
Officier de l'ordre du Medjidié,
Chevalier de l'ordre d'Isabelle la Catholique, etc., etc.

Deuxième édition

PARIS
F. SAVY, LIBRAIRE-ÉDITEUR
24, RUE HAUTEFEUILLE
1868

ÉTUDE MÉDICO-LÉGALE

SUR LES

ASSURANCES SUR LA VIE

(LEÇONS PROFESSÉES A L'ÉCOLE PRATIQUE)

PAR

LE Dr LEGRAND DU SAULLE

Médecin de l'hospice de Bicêtre,
Professeur libre de médecine légale à l'École pratique,
Lauréat de l'Institut de France et de l'Académie de médecine,
Président de la Société de médecine pratique,
Officier de l'ordre du Medjidié,
Chevalier de l'ordre d'Isabelle la Catholique, etc., etc.

Deuxième édition

PARIS
F. SAVY, LIBRAIRE-ÉDITEUR
24, RUE HAUTEFEUILLE
1868

Paris. — Imprimerie de E. Martinet, rue Mignon, 2.

ÉTUDE MÉDICO-LÉGALE

SUR LES

ASSURANCES SUR LA VIE

LEÇONS PROFESSÉES A L'ÉCOLE PRATIQUE (1)

MESSIEURS,

Après avoir successivement exposé et discuté, dans de précédentes conférences, toutes les questions médico-légales relatives au mariage, à la séparation de corps, au conseil judiciaire, à l'interdiction, aux dons manuels, aux contrats de rentes viagères, aux donations et aux testaments, je viens étudier aujourd'hui devant vous une question à peine soupçonnée encore et d'un ordre vraiment inattendu, celle des assurances sur la vie. En médecine légale, ainsi que je vous l'ai déjà démontré, des sujets neufs, délicats et épineux surgissent à chaque instant. La difficulté est nécessairement soumise à l'examen de l'homme de l'art, mais un embarras est peut-être créé. Résoudre le problème posé, à l'aide des seules lumières de la raison, c'est à coup sûr faire preuve de sens et d'habileté ; mais n'y a-t-il pas un certain intérêt scientifique à éclairer la route d'avance et à guider le voyageur ?

Par un travail d'assimilation spéciale, le médecin doit se familiariser constamment avec les progrès de la civilisation, le développement des institutions et le mouvement des affaires. Il faut qu'il soit de son temps et qu'il marche avec son époque.

(1) Janvier et février 1867.

De nos jours, ne pas avancer, c'est reculer. Or, comme il n'est pas une question qui soit liée davantage aux intérêts scientifiques, sociaux, publics ou privés, que celle des transactions qui s'opèrent chaque jour sur la vie des hommes, j'ai résolu de l'aborder ici.

Fertile en enseignements de tout genre, cette étude est digne de vous et digne de moi. Je l'apporte à votre barre avec indépendance et conviction. Animé d'une foi médico-légale robuste, je ne désespère pas de faire passer de mon esprit dans le vôtre des opinions mûries par le temps et par l'expérience. Lorsqu'il suffit, pour servir les intérêts de la science, de faire entendre le langage de la vérité, ne peut-on pas se sentir un peu sûr de soi?

Je me propose donc de vous faire saisir d'une façon aussi nette que possible le principe, l'esprit et le mécanisme de l'assurance; de vous démontrér la nécessité, pour les médecins, de recourir aux mesures de prévoyance, et de discuter ensuite les nombreux problèmes médico-légaux qui se rattachent directement à l'objet de cette étude. C'est vous dire par là que je m'occuperai, chemin faisant, de la question si controversée du certificat médical et du secret professionnel; de l'influence de certaines habitudes, infirmités ou maladies, sur la durée de la vie humaine; de l'examen des individus qui demandent à s'assurer; des maladies dissimulées et des moyens de démasquer la fraude.

Ce programme est tellement vaste que j'ai reculé, à plusieurs reprises, devant l'étendue et les difficultés qu'il présente, mais l'assiduité et la bienveillance exceptionnelles de mon auditoire ont stimulé mon zèle, et j'a pris le temps d'être court.

I

LE MÉDECIN DOIT-IL S'ASSURER ?

Le corps médical français est composé d'hommes très-honorables, instruits, zélés, courageux jusqu'à la témérité, mais n'appartenant pas en général à la classe élevée de la société et dépourvus d'aisance patrimoniale. Les études médicales sont très-longues, difficiles et éminemment onéreuses. Les débuts de l'exercice professionnel ne sont fertiles qu'en résultats décevants. Lorsque le médecin arrive à se suffire à lui-même, il a épuisé ses ressources et a souvent le regret d'avoir forcément introduit la gêne chez ses vieux parents. Il se marie, devient chef de famille, augmente de jour en jour sa clientèle, et, cédant à la fatale tendance de l'époque, il met sa maison sur un certain pied, contracte et laisse contracter autour de lui des habitudes de luxe, et n'arrive pas toujours à équilibrer mathématiquement ses recettes et ses dépenses. Une aisance relative s'asseoit cependant à son foyer, mais les enfants grandissent et les charges se multiplient.

Examinez sous toutes ses faces cette existence du médecin, et vous verrez que le hasard a première hypothèque sur elle. La vie de ce maître de maison n'est-elle pas un bien aléatoire et fragile ? En recourant à l'institution qui s'adresse à la fois aux deux plus puissants mobiles des actions humaines, à nos affections et à nos intérêts ; en substituant à une propriété vague et incertaine la possession fixe et sûre de sa valeur moyenne ; en remplaçant l'inquiétude par la sécurité, le risque par la garantie, que ferez-vous? vous éliminerez le hasard. Eh bien, l'assurance consiste précisément dans l'élimination du hasard.

Celui qui possède ne désire qu'une chose, c'est de ne pas perdre ce qu'il a. Le laboureur assure ses récoltes contre la grêle ; le propriétaire assure sa maison contre l'incendie et se place même à l'abri du recours des voisins ; le locataire assure son mobilier ; l'armateur assure son navire et sa cargaison contre les sinistres maritimes ; eh bien, tout homme qui vit exclusivement des produits de sa profession et qui, par son travail, son expérience et son talent, procure des avantages déterminés à sa femme et à ses enfants, a, lui aussi, une propriété qu'il doit assurer : cette propriété, c'est sa vie. Son aisance n'est-elle pas un bien viager ? S'il meurt, en effet, tout disparaît avec lui, et l'on voit la porte de son appartement s'ouvrir à la fois pour livrer passage à un cercueil et donner accès à la misère.

Si la vie de ce père de famille est pour les siens une propriété, elle doit être pour lui-même l'occasion d'un acte de prévoyance et d'un devoir d'honneur. L'épargne est une garantie de moralité et une cause de bonheur. Qu'on applique cette épargne à une assurance, et, du même coup, grâce à un versement relativement très-minime et grâce à un système de combinaisons qui se prêtent à toutes les convenances, on a la satisfaction d'avoir neutralisé les atteintes possibles de l'adversité et d'avoir préparé les éléments d'existence et d'avenir à ceux qui, après vous, sont destinés à porter votre nom. L'assurance ne serait pas un gage d'affection et un acte de dévouement d'un ordre véritablement supérieur, que l'assurance serait encore un excellent placement de fonds et une opération financière des plus sûres ; et comme le jour de l'exigibilité du payement est celui du décès de l'assuré, à quelque époque que survienne ce décès, l'héritage du père prudent sera toujours trouvé intact et prêt à être compté. C'est de la prévoyance à une haute puissance, et j'en parle avec d'autant plus de conviction que, pour ma part, j'ai joint depuis longtemps l'exemple au précepte.

Il y a quelques années, un excellent confrère de Paris, médecin très-estimé et très-répandu, âgé de quarante ans, marié et père de trois enfants, s'entretenait avec moi des choses de la profession. « Je suis arrivé, me dit-il, à mettre de côté cinq ou six mille francs par an, et j'ai pu acheter cette année deux actions de la Banque de France. Dans quinze ou seize ans, ma mission sera accomplie, et je pourrai laisser à ma femme et à mes enfants une fortune de 100 ou de 120 000 francs. Si j'atteins un âge avancé et que je sois valide encore, je bénéficierai naturellement des revenus de mon capital et je serai presque riche. » — « Vous faites preuve, lui répondis-je, d'une sagesse et d'une prévoyance très-louables en plaçant ainsi vos épargnes, année par année, afin de pourvoir à l'avenir de tous les vôtres ; mais vous n'êtes pas un époux et un père suffisamment prévoyant. Que vous veniez à mourir demain, et vous ne laisserez ni existence indépendante à votre veuve, ni patrimoine à vos enfants, loin de là !.... A votre place, je m'assurerais en cas de décès pour 100 000 francs ; cela vous coûterait d'abord 3000 francs par an, il est vrai, mais si la mort venait à vous surprendre demain, vos héritiers toucheraient précisément la petite fortune que vous avez rêvée pour eux et que vous vous disposez à amasser dans l'espace problématique de quinze ou seize ans. Avec la moitié de vos économies annuelles, vous réaliseriez immédiatement et par anticipation, au profit des vôtres, le fruit possible d'une longue, habile et heureuse administration. Comment n'avez-vous pas songé à cela ? » Le conseil était bon, et il fut suivi.

Lorsque nous nous faisons assurer sur la vie, que faisons-nous ? Nous nous imposons un sacrifice annuel et viager, afin de créer des ressources à ceux qui nous survivront. Le contractant se dépouille partiellement en faveur de ses enfants : il confie ses épargnes à une compagnie qui les fait fructifier, et qui, en cas d'une mort prématurée, paye immédiatement tout le capital assuré.

L'assurance n'est ni un jeu ni une loterie, c'est absolument le contraire. Le jeu opère sur le hasard, l'assurance opère contre le hasard. S'assurer, c'est se survivre à soi-même, puisque c'est transmettre à d'autres le produit d'une prudente épargne. S'assurer, ce n'est pas diminuer sa fortune, c'est l'augmenter. La prime annuelle n'est en somme qu'une dette que l'on éteint, et c'est la plus urgente de toutes, puisque, en différant de la payer, on s'expose à mourir insolvable et à laisser sa famille dans le dénûment.

L'une des bases du crédit et l'un des principaux éléments de la prospérité publique, l'assurance repose sur des calculs dont les lois de la mortalité ont fait tous les frais. C'est le bon sens réduit en calcul ; c'est une institution enfin dont l'algèbre a posé les bases et dont la morale forme le couronnement.

Il y a plus d'un siècle et demi (1706) que fut fondée à Londres, par une charte de la reine Anne, la première Société d'assurances sur la vie (*Amicable Society*). Il y a quarante-neuf ans seulement que s'est établie à Paris la première Compagnie. Depuis ce temps, la sécurité des transactions n'a été altérée par aucun mécompte, et les compagnies françaises, tout en n'ayant jamais manqué à leurs engagements, sont devenues puissamment riches : l'une a un capital de garantie de 74 millions, l'autre de 53 millions, celle-ci de 18 millions, celle-là de 15 millions, etc., etc.

Les assurances, si populaires sur le reste du continent européen, commencent à entrer sérieusement dans nos mœurs, par la raison toute simple que l'acte de prévoyance d'un chef de famille devient, en dehors de toute considération morale, une très-bonne opération financière. Au bout de deux ans, en effet, l'assuré est en quelque sorte associé au mouvement d'affaires de la Compagnie et il a droit à une part proportionnelle dans les bénéfices. S'il vient, je suppose, à ne pas encaisser cette part et s'il l'emploie chaque fois à la diminution de sa prime, Il arrive non-seulement à éteindre sa prime, mais encore à toucher les revenus de son capital. Ce capital n'est jamais versé à l'assuré, comme vous le pressentez bien, puisqu'il est destiné aux héritiers, mais l'assuré en touche la rente au bout de vingt ans, ce qui est vraiment admirable.

Si l'assurance sur la vie peut, dans des circonstances données, devenir pour tout le monde une précieuse ressource, elle n'est cependant pas une obligation fondamentale pour beaucoup d'individus. Le propriétaire foncier, par exemple, s'évertue à conserver son patrimoine, et il applique ses économies à l'agrandissement et surtout à l'amélioration de ses propriétés. En cela il a raison, car sa mort, loin d'appauvrir ses enfants, ouvrira, au contraire, sa succession à leur profit. Le travailleur des classes laborieuses n'a guère de superflu, et on le voit songer à lui-même avant de songer aux siens ! La caisse d'épargne, la caisse de retraites pour la vieillesse, la rente sur l'État, les actions et obligations de chemins de fer sollicitent ses petites économies, et il va pieusement les verser dans les caisses publiques. Il a raison, lui aussi, mais le triste appât de la spéculation le fait souvent dévier de sa route, et sur la simple exhibition d'un programme fantastique, il va risquer son mince avoir dans les entreprises les plus scabreuses !

Entre ce propriétaire foncier et ce travailleur modeste vient se placer toute une classe moyenne qui, grâce à la libérale diffusion des lumières, tend à devenir en France de plus en plus nombreuse ; je veux parler des fonctionnaires publics, des médecins, des avocats, des officiers ministériels, des hommes de lettres, des artistes, des industriels et des négociants. La grande majorité de toute cette classe d'individus ne possède que sa santé pour capital et que son travail pour revenu. Un danger permanent les menace, car la mort peut les surprendre et l'honneur de leur nom peut se trouver enseveli avec eux. S'ils recourent, au contraire, au contrat protecteur de la stabilité des familles, le péril est conjuré et aucune part n'est laissée à l'imprévu. Dans ces cas particuliers, l'assurance est non-seulement une nécessité, mais un devoir. Qui est-ce qui contestera jamais la justesse de cette opinion! J'en appelle plutôt au bon sens, ce juge suprême dont les arrêts ne sont jamais réformés.

Pour ce qui concerne notre profession, je dirai donc aux médecins : Prélevez une dîme sur votre gain, retranchez çà et là quelques superfluités de votre foyer domestique, et vous arriverez ainsi, dès le printemps de votre vie médicale, à faire souche et à fonder un patrimoine.

Je m'étonne, en vérité, que tout chef de famille ne se sente pas excité par la plus impérieuse obligation envers la société, envers les siens et envers lui-même; je m'étonne que tout médecin soit aussi peu renseigné sur ses propres intérêts, aussi peu soucieux de son indépendance, aussi indifférent à la voix de l'affection conjugale et de l'amour paternel, pour oser livrer les objets de sa tendresse à la froide charité d'étrangers, aux horreurs indéfinies de l'abandon et du dénûment, alors qu'il a sous la main la possibilité d'affronter tous les hasards avec la plus impassible sérénité. Vivre au jour le jour, ne point songer à l'avenir et ne pas se douter qu'une catastrophe est peut-être imminente, c'est se montrer imprudent et égoïste; mais penser parfois au lendemain, n'avoir pas le courage de placer le dixième de son gain en une prime d'assurance et se laisser ainsi surprendre par la mort, c'est lâchement quitter la vie et faire maudire sa mémoire!

Savez-vous ce qui se passe tous les jours? Lorsque l'un de nos confrères de Paris n'est plus et que l'heure de la funèbre cérémonie vient à sonner, nous sommes exacts au pieux rendez-vous. En franchissant pour la dernière fois le seuil de la maison amie, une pensée domine tous nos regrets et chacun s'informe avec inquiétude de la situation future de ceux qui survivent au défunt. Nous sommes rarement tranquillisés sur leur sort, tant l'imprévoyance a encore de prise sur les mœurs médicales contemporaines, et, au sortir du cimetière, les meilleurs collègues du médecin que l'on pleure sont obligés de faire appel à la commisération publique, d'improviser des ressources pour la veuve et les enfants, d'imaginer des expédients ! Vous serez bientôt, à votre tour, les témoins émus de ces scènes douloureuses, et l'évidence ne tardera pas à vous démontrer que la prévoyance est le plus sûr abri contre l'adversité.

Et les associations médicales, allez-vous me dire, dans quel but ont-elles donc été fondées ? Je prévois l'objection et j'y réponds. A mon sens, les associations sont d'amirables institutions de prévoyance, de moralisation professionnelle et d'assistance, mais en face d'une catastrophe, elles ne peuvent nécessairement disposer que de ressources limitées. Comment voulez-vous qu'avec une cotisation de douze ou de vingt francs par an, il soit possible d'assurer des revenus suffisants à la famille d'un sociétaire décédé ? Les associations, ainsi que cela arrive souvent à Paris, payent les frais d'enterrement du confrère pauvre et donnent du pain à la veuve et aux enfants, mais elles ne peuvent donner que du pain. Ce résultat, si digne de nos respects, de nos encouragements et de nos sympathies, est déjà immense, et si quelque chose me surprend, c'est qu'il puisse se trouver en France plus d'un honnête médecin qui ne soit pas encore membre de son association locale. Mais, j'ai le regret de le dire, le médecin est insouciant, il s'assimile peu les questions d'économie professionnelle, et, s'il vient à s'associer — ce qu'il doit toujours faire, — il ne paye qu'une redevance annuelle infiniment trop modique et n'a droit, par conséquent, qu'à une assistance éventuelle beaucoup trop restreinte.

En résumé, lorsque vous serez placés dans la situation responsable d'époux, de père ou de tuteur ; lorsque vous aurez à pourvoir aux besoins de tout un entourage aimé que pourrait ruiner votre mort soudaine, soyez prévoyants. A l'heure de la suprême séparation, l'amertume de vos derniers moments sera sensiblement adoucie, puisque, par delà la tombe, vous allez continuer à vivre pour les vôtres et que vous leur aurez épargné à jamais l'humiliation de la pauvreté. Oui, soyez prévoyants et restez convaincus que l'assurance est destinée à devenir la sauvegarde tutélaire de la famille du médecin.

II

DU RÔLE DU MÉDECIN VIS-A-VIS DES COMPAGNIES D'ASSURANCES. DU CERTIFICAT MÉDICAL.

Les Compagnies ne traitent pas avec tous ceux qui se présentent à elles et qui désirent faire appel à l'assurance. Les Compagnies, vous le comprenez bien, ont intérêt à ne signer des contrats qu'avec des individus sains et bien portants, et elles n'ont de bénéfice à espérer que lorsque l'assuré, par sa constitution, la régularité de ses habitudes et l'état de sa santé, paraît réunir certaines probabilités de vie moyenne ou de longévité. Celui qui veut se faire assurer doit donc établir dans quelles conditions physiologiques il se trouve, et c'est à son médecin ordinaire qu'il a jusqu'à présent appartenu de témoigner du fait.

Pendant un temps assez long, les Compagnies ont adressé au médecin traitant des modèles de certificats tout imprimés, dont il ne restait plus qu'à remplir les blancs. Ces pièces avaient un peu la forme d'une enquête de police; elles renfermaient un très-grand nombre de questions, étaient fort compliquées et touchaient à plus d'un détail véritablement indiscret. Aujourd'hui, la plupart des grandes Compagnies ont abrégé de beaucoup ces formalités et elles se contentent de demander au médecin les renseignements *confidentiels* suivants :

Depuis quand connaissez-vous M. ?

Lui avez-vous donné des soins ?

A quelle époque ?

Quelles maladies a-t-il eues ?

Quelles sont sa constitution et sa santé habituelle ?

Est-il sujet à des maladies, indispositions ou infirmités habituelles ?

A-t-il une hernie ? Est-elle bien contenue ?

Existe-t-il à votre connaissance, dans sa famille, des maladies héréditaires ?

A-t-il encore ses père et mère ?

S'il ne les a plus, à quel âge sont-ils morts et de quelle maladie ?

Si c'est une femme, est-elle enceinte ?

A-t-elle eu des enfants ?

Ses couches ont-elles été heureuses ?

Quelles sont ses habitudes ?

Quel est son régime de vie ?

Pensez-vous qu'on puisse sans crainte placer des capitaux sur sa tête ?

J'admets très-bien qu'un médecin puisse difficilement déclarer par écrit que M. A. est épileptique, M. B. cancéreux, M. C. phthisique, que le père de M. D. s'est brûlé la cervelle ou que la mère de M. E. est morte à Charenton. Même devant la justice du pays, nous savons, dans des circonstances données, rester silencieux par devoir ; mais il ne faut rien exagérer.

Les Sociétés médicales de Paris, par exemple, déploient le plus grand zèle pour maintenir parmi nous la dignité professionnelle et pour protéger nos intérêts communs, mais ce zèle a parfois ses périls et ses excès. L'intervention de ces Sociétés dans la question des rapports des médecins avec les Compagnies d'assurances sur la vie a été particulièrement regrettable, puisqu'elle a conduit nos confrères du deuxième arrondissement au vote peu réfléchi de la délibération suivante :

« 1° Tous les membres de la Société médicale du deuxième arrondissement, se fondant sur l'obligation du secret médical, prennent l'engagement de ne délivrer aucun certificat demandé par les Compagnies d'assurances sur la vie, quel que soit l'état de la santé du postulant ;

» 2° Cette décision sera transmise à toutes les Sociétés d'arrondissement de Paris, en les invitant à prendre une détermination semblable. »

D'après cette manière de voir, le médecin doit fatalement s'abstenir de donner des renseignements sur la santé d'un de ses malades ; il perd toute liberté d'action, obéit à une règle immuable de conduite et est inexorablement enchaîné par la loi du silence.

A une date très-récente, l'association des médecins de Toulouse, imitant la Société médicale du deuxième arrondissement et se basant sur la nécessité du secret professionnel, a voté en assemblée générale des dispositions peu favorables aux compagnies d'assurances et le refus systématique du certificat. Si l'on n'y prend garde, l'erreur va se propager encore. J'emploie à dessein le mot *erreur*, car tout engagement est un lien et le médecin ne doit pas se lier. Justiciable seulement de sa conscience, celui qui exerce l'art de guérir doit conserver dans toute leur intégrité l'étendue de ses droits, la plénitude de son indépendance et le privilége de sa liberté.

Préoccupé depuis longtemps des questions médico-légales relatives aux assurances sur la vie, je me suis déjà élevé, il y a cinq ans, dans la *Gazette des hôpitaux* (1), contre l'opposition

(1) 1er avril 1862. L'article est signé d'un pseudonyme.

systématique des Sociétés d'arrondissement. En effet, s'il nous est démontré que les transactions passées entre les Compagnies d'assurances et nos clients tournent sérieusement au profit de ces derniers, pourquoi ne chercherions-nous pas le moyen de rendre notre intervention possible? Pourquoi, d'autre part, le médecin qui, en toute occasion, doit rester libre d'accorder ou de refuser son concours, abdiquerait-il l'une des plus précieuses prérogatives de sa profession? C'est certainement à travers un verre fort grossissant que l'on a envisagé la question, et je me sens peu convaincu par les engagements votés d'enthousiasme. J'aime mieux me souvenir des dignes paroles que M. le professeur A. Tardieu a laissé tomber du haut de sa chaire à l'occasion du sujet qui nous occupe : « Nous n'approuvons à aucun titre, a-t-il dit, ces engagements collectifs qui transforment le sentiment du devoir en une convention sociale. La déontologie médicale ne peut en aucun cas se formuler en articles de règlement, et nous n'accepterons jamais que ce vote d'une majorité puisse imposer une règle absolue de conduite là où chacun ne doit se laisser guider que par les plus délicates inspirations de sa conscience (1). » Cette argumentation me paraît sans réplique.

L'un des praticiens les plus estimés de Paris, M. le docteur Gaide, a parfaitement compris notre véritable rôle, lorsqu'à l'occasion du secret médical, il est venu faire devant la Société du troisième arrondissement la loyale déclaration que voici : « Qu'un de nos clients, rongé par une de ces syphilis constitutionnelles qui résistent à tout traitement, ne craigne pas de solliciter la main d'une jeune fille pure et qui fait la joie de sa famille; que le père de cette jeune fille vienne avec confiance vous demander s'il peut en toute sécurité la donner à l'homme qui va la souiller au premier

(1) *Annales d'hygiène publique et de médecine légale*, 2e série, t. XXV.

contact, et qui, pour toute consolation, lui laissera des enfants infectés de la maladie de leur père, devrons-nous répondre par un silence qui peut être mal compris, et nous rend ainsi complices d'un mariage dont les fruits seront si déplorables? Je ne le crois pas, et pour ma part, je le déclare, jamais ne me sentirais le courage d'obéir à la loi en pareille circonstance; ma conscience parlerait plus haut qu'elle, et sans hésiter je dirais : Non, ne donnez pas votre fille à cet homme. Je n'ajouterais pas un mot, j'aurais la prétention de n'avoir pas trahi mon secret; et si par impossible la peine prononcée par l'article 378 m'était appliquée pour ce fait, j'en appellerais à tous les pères de famille, et, la tête haute, je plaindrais le tribunal qui se serait cru autorisé à me punir d'avoir préservé d'une infection presque certaine une femme et sa génération tout entière (1). » Est-ce trop m'avancer en certifiant ici que la probité de M. Gaide rencontrerait parmi nous beaucoup d'imitateurs? Évidemment non.

Vous entendrez émettre tous les jours des théories aussi fausses qu'inacceptables sur le rôle social et sur le caractère *sacerdotal* du médecin. Personne, à coup sûr, ne s'en fait une idée plus haute que moi-même, mais il faut juger les choses froidement. Dans l'exercice de sa profession, le médecin rend chaque jour les plus grands services à l'humanité; il fournit les avis les plus utiles à l'administration, donne des conseils à l'État, prête son concours à la justice, répand partout des lumières, soit autour de lui, soit dans l'intérieur des familles où il jouit de la confiance et de la considération, soit dans les plus lointaines populations où il sait porter, avec les bienfaits de son art, l'influence civilisatrice. Mais, comme l'écrivait un jour mon savant collègue, M. Brochin, « il ne faut pas élever davantage le privilége et le prestige de notre mission. Loin de servir les

(1) *Gazette des hôpitaux*, 1863.

intérêts de notre corporation, on les compromettrait. » La médecine, retenez-le bien, n'est pas plus un sacerdoce que le médecin n'est un prêtre.

Ici se présente tout naturellement pour moi l'obligation d'entrer dans quelques développements au sujet du secret professionnel prescrit par l'article 378 du Code pénal, lequel est ainsi conçu :

« Les médecins, chirurgiens et autres officiers de santé, ainsi que les pharmaciens, les sages-femmes et toutes autres personnes dépositaires, par état de profession, des secrets qu'on leur confie, qui, hors le cas où la loi les oblige à se porter dénonciateurs, auront révélé ces secrets, seront punis d'un emprisonnement d'un mois à six mois, et d'une amende de cent francs à cinq cents francs. »

La disposition législative qui précède n'existait pas dans l'ancien droit. Aucune mesure analogue n'était dictée. L'article 378 date donc de l'époque de la promulgation du Code pénal, c'est-à-dire des premières années de ce siècle. Il ne serait pas écrit dans nos lois contemporaines, qu'il faudrait se hâter de l'y introduire, car loin d'être pour les médecins un moyen d'intimidation ou une mesure de répression, il est pour eux une précieuse sauvegarde dans un cas donné. Non-seulement on ne l'applique jamais contre les médecins, mais ce sont les médecins qui en invoquent les bénéfices, lorsqu'ils déposent en justice sur des faits dont ils n'ont eu connaissance que dans l'exercice de leur profession. L'article 378, je le répète, n'est point un épouvantail. Quel est donc, en France, l'honnête médecin qui s'en trouve menacé? C'est pour nous un véritable palladium, et nous sommes quelquefois très-heureux d'obéir à la lettre plutôt qu'à l'esprit de la loi et d'opposer fièrement la fin de non-recevoir qui nous a été ménagée.

Mais cet article 378 est-il donc aussi absolu, aussi impératif qu'on l'a cru? Les conditions du secret médical sont-elles assez bien définies pour qu'en toute circonstance le médecin doive se condamner fatalement au silence, alors même que ce silence est préjudiciable aux intérêts bien compris de son malade? En aucune façon, et si, en thèse générale, le secret est obligatoire dans un certain nombre de cas très-graves et susceptibles d'entraîner une lourde responsabilité, il n'en est pas moins vrai que, sur la demande formelle et *écrite* de notre client, nous pouvons déclarer, dans un certificat confidentiel, la plupart des choses qu'il importe de savoir. Sur ce point, le médecin ne doit prendre pour guide que son savoir et pour conseil que sa conscience. Tout engagement souscrit d'avance dégénère en entrave, et toute entrave est incompatible avec la liberté d'action!

Que s'est proposé le législateur? Il a voulu atteindre la pensée coupable et frapper l'intention de nuire. En effet, la Cour de cassation, par un arrêt en date du 23 juillet 1830, a déclaré que « l'article 378 est placé sous la rubrique des calomnies, injures et révélations de secrets, et qu'il a pour objet de punir les révélations et divulgations inspirées par la méchanceté et par le dessein de diffamer et de nuire. » C'est donc l'intention de nuire qui constitue l'élément essentiel du délit. Enlevez l'intention, et la criminalité disparaît.

Puisqu'il n'y a point de délit sans intention coupable, n'est-il pas évident que je peux, moi médecin, dans un but de haute moralité, dans l'intérêt des familles ou dans celui de la société, préférer céder aux inspirations logiques de ma conscience, plutôt que de me soumettre aveuglément au rigorisme inintelligent du serment suranné d'Hippocrate? Croyez-vous que j'aie alors à redouter l'application du Code pénal?

Le secret est la plus pure expression de la morale, je vous l'accorde hautement, mais d'après les plus éminents jurisconsultes, et notamment d'après M. Faustin Hélie, « les médecins ne sont tenus à une inviolable discrétion qu'autant que les maladies, par leur nature, exigent le secret, et qu'autant que le secret leur a été demandé. » Les médecins de la Société médicale du deuxième arrondissement et les médecins de l'Association de Toulouse ne se sont donc pas suffisamment rendu compte de l'état de la question, et, en face de l'article 378 dont ils n'ont pas saisi le sens véritable, ils ont pris peur. La peur est mauvaise conseillère, et, permettez-moi l'expression, ils sont devenus plus royalistes que le roi.

A mon avis, tout dépend de l'appréciation du cas particulier, et le médecin doit rester libre de donner ou de refuser le certificat qui lui est demandé par les Compagnies d'assurances. Aucune règle absolue ne peut enchaîner sa conduite.

En Angleterre, le système des assurances est entré dans les mœurs du pays. On s'assure partout, et lorsque l'habitant de Londres se rend à sa campagne et passe un quart d'heure en chemin de fer, il a préalablement payé un droit, en cas d'accident ou de mort. Les compagnies sont nombreuses, fonctionnent à merveille, et rendent des services signalés aux familles. Nous sommes encore moins avancés sous ce rapport ; cependant plusieurs des Sociétés françaises ont pris, depuis quelques années, une extension très-considérable, et à force d'imiter nos voisins, peut-être finirons-nous par les égaler.

J'ai recherché comment avait lieu, en Angleterre, l'intervention du médecin, et j'ai vu, d'après les déclarations de A. S. Taylor, professeur de médecine légale à Guy's Hospital, que le certificat, sollicité gratuitement du médecin habituel de l'assuré, devenait parfois une source d'ennuis pour notre confrère d'outre-Manche. Taylor raisonne ainsi : La responsabilité de l'acceptation ou du refus de l'assurance repose entièrement sur le médecin ordinaire. Si le certificat est défavorable, le médecin perd son malade ; si, ce qui est heureusement fort rare, l'attestation est un acte de complaisance, le médecin peut devenir le complice d'une tentative d'escroquerie, et avoir à en répondre devant les tribunaux. En somme, le médecin, sans le concours duquel le contrat ne peut pas s'effectuer, n'a en perspective, et d'une façon toute gratuite, qu'une gênante et pénible responsabilité, tandis que l'assureur et l'assuré concluent l'un et l'autre une convention dont les deux parties espèrent tirer profit. Or, cela n'est pas équitable.

Dans toute l'argumentation qui précède, le médecin anglais paraît s'exagérer beaucoup l'étendue d'une responsabilité bien plus fictive que réelle, et, d'autre part, il déplore trop ouvertement l'absence de toute rémunération pour le médecin ordinaire qui signe le certificat! Il combat *pro aris et focis*, et ne s'est arrêté en somme qu'à des considérations d'un intérêt secondaire.

« On pourrait, dit-il, remédier en partie à ces inconvénients, en ne demandant pas du tout aux médecins habituels de signer un certificat, et en le faisant faire uniquement par le médecin de la Compagnie, après une consultation régulière avec le médecin de l'assuré, et un examen approfondi de sa personne. Si l'on refusait d'assurer la vie, la responsabilité en retomberait sur le médecin de l'assurance ; si l'on acceptait, la responsabilité vis-à-vis de la Compagnie serait encore supportée par lui. Si cependant des considérations particulières engagent le médecin ordinaire à signer le certificat, son devoir est d'employer le plus grand soin non-seulement en répondant aux questions écrites sur le certificat, mais surtout en détaillant *toutes les particularités* qui lui sont connues sur la santé de l'individu. Il n'y a pas de moyen terme : ou bien le devoir doit être rempli avec soin, avec conscience et honneur, ou bien il faut s'y refuser. C'est une erreur de croire que quelque équivoque ou quelque dissimulation pourraient échapper à la Compagnie, et cependant il est évident que dans certains cas une idée de cette nature a dû exister dans l'esprit du médecin qui a mis son nom au bas du certificat (1). »

(1) *The principles and practice of medica jurisprudence.* Londres, 1865.

En France, les choses ne se passent pas de la même manière. Les certificats frauduleux sont d'abord d'une prodigieuse rareté, mais encore il n'y a ni recours possible contre le médecin, ni responsabilité civile pour lui. En effet, d'après les principes les plus élémentaires de la morale et de la législation, toute déclaration fausse entraîne nécessairement la nullité d'une convention ; or, en cas de maladie dissimulée, les Compagnies ne peuvent-elles pas trouver leurs garanties dans la résiliation même du contrat entaché de fraude ? Cette résiliation est du reste poursuivie à l'amiable, car les Compagnies françaises ont pour principe de n'intenter une action judiciaire qu'à la dernière extrémité et d'éviter à tout prix les procès. Le médecin est toujours mis hors de cause, car d'après la jurisprudence actuelle, « une Compagnie d'assurances sur la vie ne peut être admise à faire la preuve qu'au moment de l'assurance, l'assuré était atteint d'une maladie grave connue de lui et de sa famille, et que l'assurance n'a été que le résultat d'une combinaison frauduleuse consentie entre lui et sa famille (1). ».

S'appuyant sur cet arrêt, M. Tardieu pense que les Compagnies doivent se garder elles-mêmes et ne contracter qu'à leurs risques et périls. « Elles devraient en toute occasion, dit-il, renoncer à l'avis du médecin particulier de l'assuré et se contenter de la visite et du jugement de leur propre médecin. Quelques-unes suivent déjà cette marche en Angleterre. Nous croyons qu'il n'y aurait qu'avantage pour toutes à suivre cet exemple. Le médecin officiel de la Compagnie trouvera chez la personne qui se propose elle-même à l'assurance toutes les facilités nécessaires pour procéder à un examen complet. D'un autre côté, son appréciation offre à la Compagnie toutes les garanties d'indépendance et de sincérité, en même temps qu'il est envers

(1) Arrêt de la Cour de Paris, 13 décembre 1851.

elle responsable à tous les degrés de la manière dont il a rempli son mandat (1).

Le certificat médical a bien son importance, mais les Compagnies ont leurs médecins officiels qu'elles chargent d'un examen contradictoire et définitif. Ces derniers procèdent à la contre-visite, et comme ils ne sont point tenus aux mêmes épreuves que le médecin ordinaire, il ne se fait aucun scrupule de marquer à l'encre rouge les vices rédhibitoires, et d'éconduire le postulant, s'il y a lieu. Les intérêts des Compagnies sont donc sauvegardés.

On a prétendu que, dans le but de parer au refus systématique d'un certain nombre de médecins, quelques Compagnies avaient sous la main des praticiens tout prêts à examiner le candidat à l'assurance et à remplir les blancs du certificat, moyennant un prix déterminé d'avance! J'ai même entendu parfois des confrères s'emparer de ce fait et s'en faire une arme contre l'honorabilité des Compagnies et contre la délicatesse de quelques membres de notre corporation. Il n'y a rien de vrai dans ces allégations : les Compagnies ont trop le respect d'elles-mêmes pour s'engager dans une voie tortueuse et pour s'appuyer sur une pièce bâtarde, et les médecins, d'autre part, ont trop le sentiment de leur propre dignité pour se substituer sciemment à un collègue et pour exploiter à leur profit un scrupule professionnel exagéré par d'autres. Si pressants que soient ses besoins, le médecin reste dévoué, probe et fier : il connaît les convenances, honore sa robe et sait, quand il le faut, dominer toutes les situations. Que la médecine soit honteusement industrialisée par quelques-uns de ses représentants, j'en conviens et j'en rougis, mais la très-minime proportion des impurs ministres de notre art tourne à notre justification et à notre honneur. Plus vous avancerez dans la carrière et plus vous recon-

(1) *Annales d'hygiène publique et de médecine légale*, 2e série, t. XXV.

naîtrez que le vrai médecin doit au besoin savoir faire le sacrifice de tout ce qu'il a de plus cher, plutôt que de se prêter à une bassesse qu'abriterait son diplôme !

Après ce long examen de l'une des questions les plus difficiles de la pratique médicale, je résume ma manière de voir dans les quelques propositions que voici :

1° Le médecin ne devant jamais abdiquer sa liberté d'action, tout refus systématique du certificat est une faute.

2° L'article 378 du Code pénal n'est en aucune façon applicable au certificat demandé par les Compagnies d'assurances. On s'est grossièrement mépris sur son sens véritable, qui a été de réprimer l'intention de nuire, et non pas de priver le médecin de rendre un service à son malade.

3° Il ne peut pas exister en France de responsabilité civile pour le médecin, à propos d'un certificat en matière d'assurance. L'état actuel de la jurisprudence ne permet pas de prouver, en effet, que l'on ait pu agir sans bonne foi.

III

DU SUICIDE, DE L'HOMICIDE ET DU DÉCÈS SIMULÉ.

Tout contrat est annulé de plein droit dans trois cas bien définis : 1° lorsque l'assuré s'est suicidé ; 2° lorsqu'il a été tué en duel ; 3° lorsqu'il a été exécuté judiciairement.

Que l'une de ces circonstances se présente, et les Compagnies, en vertu des clauses stipulées dans les polices, sont libérées de tout engagement vis-à-vis des héritiers. Rien n'est plus conforme à l'équité, puisque les parties contractantes ont prévu et accepté d'avance ces conditions de résiliation forcée.

Plusieurs Compagnies étrangères, se fondant sur ce que l'homme tient fortement à la vie, même au milieu de ses plus grandes tristesses, et sur ce qu'il est peu probable qu'une pensée de spéculation posthume rende les suicides plus fréquents, acceptent d'avance et à quelques conditions cependant, les éventualités sinistres que refusent avec raison les grandes Compagnies françaises. A ce titre, l'exemple suivant ne manque pas d'intérêt.

Le 30 septembre 1859, un négociant de Paris, le sieur M..., contractait une assurance sur la vie avec la Compagnie anglaise ***. Moyennant une prime annuelle de 1524 francs que l'assuré s'obligeait à payer à partir du 30 septembre 1859, la Compagnie s'engagea à payer au décès de l'assuré, à la veuve et à ses héritiers, la somme de 40 000 francs. L'article 4 de la police portait que, si l'assuré perdait la vie par suite de suicide, de duel ou de condamnation judiciaire, il ne s'ensuivrait nullité de l'assurance qu'autant que dans ces trois circonstances, la cause qui aurait donné lieu au décès se serait produite avant la police ou pendant les douze mois qui auraient suivi sa date. Or, le 30 janvier 1861, le sieur M... fut trouvé pendu dans son hôtel, et l'on recueillit, à côté de son cadavre, une lettre renfermant ce passage : « Je suis presque heureux de mettre fin à mes jours, tant je souffre *depuis longtemps!* »

La veuve M... réclama le payement des 40 000 francs, mais la Compagnie anglaise prétendit que l'assuré n'avait traité avec elle que dans la prévision de son suicide, et un procès s'engagea. La Compagnie le perdit et paya alors le montant de l'assurance.

Laissez-moi maintenant vous rapporter une observation fort rare de décès simulé. La supercherie a été grossièrement exécutée, car heureusement les fripons ne prévoient pas tout, mais elle vous démontrera jusqu'où peut aller l'imagination perverse d'un spéculateur aux abois.

Un négociant d'une des principales villes de France contracte à l'une des grandes Compagnies de Paris, en décembre 1864.

une assurance de 100 000 francs. Peu de temps après, on apprend sa déconfiture, la poursuite dont il est l'objet pour banqueroute frauduleuse et sa fuite en Angleterre. Quelques mois plus tard, au moment où allait échoir la première annuité, la Compagnie est informée qu'il vient de mourir à Londres d'une maladie de cœur, qu'il a été frappé subitement sur la voie publique, et l'on expédie comme preuve un certificat de médecin, la déclaration faite au *registrar* et le procès-verbal d'inhumation. Avant d'acquitter le montant de la somme réclamée, la Compagnie fait procéder à une enquête dans le pays de l'assuré d'abord, puis à Londres; et après avoir successivement découvert que le domicile du décédé était faussement indiqué, que le médecin dont on produisait l'attestation n'existait pas, après s'être enquis près du fossoyeur du cimetière catholique où avait eu lieu l'inhumation, lequel reconnaissait dans la photographie de l'assuré les traits de la personne des mains de laquelle il avait reçu un cercueil amené sans témoin et sans pompe, on acquit la certitude que le banqueroutier, par une nouvelle fraude, avait été au *registrar office* déclarer sa propre mort et avait présidé lui-même à ses propres obsèques, se préparant d'ailleurs à recueillir son héritage et ayant déjà acquis un navire et une cargaison que, par son décès simulé, il avait espéré extorquer à la Compagnie (1).

Pourquoi faut-il que j'aie à vous rappeler des drames plus sombres encore, des crimes dont le retentissement a causé l'impression la plus pénible, tant en Angleterre qu'en France! Vous vous souvenez sans doute de William Palmer qui fit assurer sa femme pour 325 000 francs, qui l'empoisonna six mois après, toucha le montant intégral des assurances, et qui, non content du lucre que lui rapporta son premier forfait, fit assurer son beau-frère pour des sommes extrêmement considérables et le

(1) A. Tardieu, *Annales d'hygiène publique et de médecine légale*, 2e série, t. XXV.

tua également par le poison ! Vous avez tous présente à l'esprit l'affaire horrible de l'homœopathe La Pommerais, et je n'ai pas à vous en retracer les péripéties odieuses.

Les meilleures choses ont leur mauvais côté. De ce que l'assurance sur la vie a tenté la cupidité et armé le bras de William Palmer et de La Pommerais, cela prouve-t-il que l'assurance sur la vie ne soit pas l'une des combinaisons les plus ingénieuses par lesquelles s'exerce la mutualité ? Écoutez plutôt ces belles paroles d'un économiste illustre : « Parce que l'usage d'une chose, dit M. Michel Chevalier, peut être tourné à mal par un homme pervers, ce n'est pas une raison pour proscrire la chose. L'assurance sur la vie n'est pas la seule chose dont on puisse abuser : des fripons ont abusé et abusent de l'assurance contre l'incendie ; ils brûlent leur maison après l'avoir fait assurer pour une somme supérieure à sa valeur. Et quelle est donc l'invention dont il ne soit pas possible d'abuser ? Le fusil de chasse a souvent servi à l'assassinat ; faut-il interdire ce fusil et la chasse ? La chimie produit une immense quantité de poisons ; proscrira-t-on l'enseignement de la chimie et l'établissement des fabriques de produits chimiques ? L'acier a fourni l'arme de Ravaillac ; allons-nous fermer les aciéries ? La poudre fulminante a prêté à Orsini l'instrument de son crime ; la préparation de la poudre fulminante sera-t-elle prohibée ? Où irions-nous de cette sorte ? La plume, le papier et les livres ont provoqué des bouleversements ; il faudra donc cesser de lire et d'écrire et vouer à la destruction l'immortelle invention de Gutemberg ? La liberté humaine est une force motrice qui a occasionné d'innombrables désastres ; la liberté humaine sera-t-elle abolie par la loi et faudra-t-il décréter Dieu d'accusation pour avoir donné à l'homme le libre arbitre (1) ? »

(1) *Journal des débats.*

IV

DE L'EXAMEN DES INDIVIDUS QUI DEMANDENT A S'ASSURER.

Ivrognerie. — Infirmités et maladies susceptibles d'abréger la vie. — Maladies du système nerveux.

L'assurance est à l'abri des préoccupations de la hausse ou de la baisse. C'est un sol d'une nature toute spéciale; la prévoyance le défriche, l'épargne le fertilise et l'or de la moisson n'est remis qu'à la veuve et aux enfants.

Plus d'un individu, se sentant malade et redoutant l'avenir, vient à songer tardivement à contracter une assurance, mais soit qu'il ait ou non conscience de son état, il cherche à dissimuler sa souffrance, demande un certificat au premier médecin venu, dont il est sûr de ne pas être connu, puis il se présente résolûment devant le médecin officiel d'une Compagnie. Ce dernier confrère met souvent le doigt sur le point vulnérable, mais il est fréquemment aussi induit en erreur. La plupart des Compagnies, en effet, remboursent des sommes importantes, dans le cours de la première année, et alors que l'assuré n'a encore payé que deux ou trois primes semestrielles. Cet assuré était-il malade ou fortement menacé de le devenir, lorsqu'il a signé son contrat? Dans les deux tiers des cas, cela est évident.

Dans la crainte de manquer des opérations qui leur paraissent devoir être fructueuses, les Compagnies font preuve d'une grande confiance, et afin de soustraire le plus possible les postulants aux formalités ennuyeuses d'un examen médical vraiment sérieux, elles ne font faire par le seul médecin de la Compagnie qu'une visite des plus superficielles. Il y a là un vice de forme. Les Compagnies sont aujourd'hui assez puissantes pour exiger plus de garanties, et il me semble qu'elles ne devraient plus consentir aussi facilement qu'autrefois « à faire la part du feu ». Qu'elles doublent leur service médical, qu'elles lui impriment une direction un peu plus sévère, et, à la fin de l'année, elles solderont moins de capitaux assurés seulement depuis quelques mois ou depuis un an. Toute la question est là.

Je tiens à vous signaler maintenant quelques-uns des vices rédhibitoires les plus communs, en matière d'assurances sur la vie. Je ne puis vous faire ici l'histoire médico-légale de tous les états morbides faciles à dissimuler, mais je veux tout au moins appeler votre attention sur certaines habitudes, infirmités ou maladies, qui sont essentiellement capables de restreindre la durée de la vie et dont on doit nécessairement tenir un grand compte.

Ivrognerie. — Il se fait actuellement un tel abus des liqueurs alcooliques, que la proportion des alcoolisés est de 25 pour 100 à Bicêtre. Rien n'égale les ravages causés par l'absinthe, et il y a vraiment là quelque chose de comparable à ce qui se passe en Chine pour l'opium! Dès qu'une épidémie éclate quelque part, savez-vous sur qui frappe d'abord le fléau? Sur les alcoolisés. Ce fait a été mis hors de doute par les dernières épidémies cholériques.

A l'aide de nombreuses expériences qui ont été faites sur l'homme et sur les animaux, on a démontré que l'alcool passait en nature dans les veines, qu'il se répandait et s'accumulait dans les tissus et dans les organes, mais dans des proportions inégales, et que si, par exemple, on peut représenter par 1 la quantité d'alcool contenue dans le sang, on trouve dans le foie 1,48 et dans le cerveau, 1,75. Si l'alcool est un modificateur spécial de l'économie et notamment du système nerveux, il n'est pas surprenant de voir l'usage répété de l'eau-de-vie et de l'absinthe entraîner des troubles si graves du côté de la sensibilité, de la motilité et de l'intelligence, réduire de beaucoup la durée normale de la vie, occasionner fréquemment des morts subites, conduire encore plus souvent au suicide et devenir enfin une cause forcée de refus d'assurance.

A. S. Taylor a rapporté sept cas d'habitude d'ivrognerie ou d'anciens accès de *delirium tremens* dissimulés, qui ont donné lieu, en Angleterre, à des difficultés judiciaires entre les héritiers des assurés et les Compagnies d'assurances. En pareille occurrence, vous devez vous faire une opinion tout de suite et dire ceci : de deux choses l'une, ou la police d'assurance est valable, et alors il faut faire démontrer par de nombreuses preuves testimoniales que le décédé était habituellement sobre à l'époque de la signature du contrat ; ou la police d'assurance est entachée de nullité, et alors il faudra fournir les preuves de l'ivrognerie antécédente, des accès dissimulés de *delirium tremens*, etc.

Que les excès de boissons n'aient été commis que postérieurement à l'assurance, et les Compagnies s'empresseront évidemment de tenir leurs engagements. Dans ce cas, le fait ne serait discutable qu'autant que l'assuré aurait tout à coup converti les boissons alcooliques en instrument actif, intentionnel et *très-rapide* de suicide.

M. le professeur Tardieu a rapporté un exemple extraordinaire de spéculation homicide, dont la Suède aurait été le théâtre, il y a quelques années, mais au détriment d'une Compagnie française, et dont l'ivrognerie n'a pas pu faire tous les frais (1). Le voici en quelques mots : Une assurance fut faite, le 26 mars 1856, sur la vie de H., domestique, au profit de S., commis négociant. H. était un malheureux ivrogne qui, s'étant pendu, fut détaché encore vivant et sauvé par S. Ce dernier eut l'idée d'une spéculation et fit un véritable contrat tacite avec H., en lui promettant de l'entretenir d'eau-de-vie matin et soir, à condition qu'il ne prendrait aucune nourriture. La vie de H. se

(1) *Annales d'hygiène*, 1866.

prolongea au delà des prévisions de S., qui, craignant de payer une nouvelle prime, eut avec H. des scènes violentes. Ce dernier mourut enfin, le 31 août 1856, empoisonné par de l'arsenic. S. fut accusé, passa devant le tribunal de Stockholm et fut acquitté faute de preuves. Trois ans plus tard, le tribunal civil de la Seine résilia la police d'assurance et exonéra la Compagnie de tout payement.

Depuis que les Compagnies étendent leurs relations, multiplient leurs opérations et disséminent des représentants un peu partout, des escrocs de tout genre gravitent autour de ces sociétés financières, et quelque pénible que cela puisse être pour la corporation médicale, je dois vous citer encore, d'après M. A. Tardieu, un procès jugé au mois de juin 1859 par le tribunal correctionnel de Limoges. L'agent de plusieurs Compagnies anglaises s'était entendu avec quelques individus et entre autres avec un médecin pour faire assurer comme parfaitement valides des individus choisis à l'hôpital parmi ceux dont la mort était certaine et ne devait pas se faire longtemps attendre. Le montant ainsi escroqué était ensuite partagé entre les complices. Les Compagnies furent quelque temps avant de remarquer la singulière mortalité qui sévissait de préférence et à si bref délai sur les assurés d'une même localité. Mais la justice mise sur la trace découvrit la fraude, et le médecin indigne n'échappa que par le suicide à la condamnation qu'il avait méritée et qui frappa les autres accusés.

Si les Compagnies disposaient d'un personnel médical suffisant, et si elles établissaient une sorte de contrôle clinique, des faits aussi incroyables auraient-ils pu se produire?

Des infirmités et des maladies susceptibles d'abréger la vie. — Soit que nous intervenions en qualité de médecin ordinaire, soit que nous agissions comme le représentant médical d'une Compagnie, nous avons à signaler les désordres physiques qui tendent à diminuer la durée de la vie. Sans doute ce langage est très-vague; sans doute, toutes les indispositions peuvent à la rigueur conduire à la mort, et c'est ainsi, comme l'a dit A. S. Taylor, qu'un cor aux pieds peut se terminer par la gangrène, mais nous ne devons évidemment faire allusion qu'aux maladies qui, en dehors de toute aggravation exceptionnelle, exercent une influence très-marquée sur l'existence humaine et son terme final. Est-ce la peine de vous citer l'hémoptysie, la gravelle, la goutte, l'asthme, le catarrhe vésical, la hernie, les lésions cardiaques, l'hydropisie, le cancer, etc.? Cacher quelques détails pathologiques, c'est dissimuler certainement des chances aléatoires de mort ; or, la dissimulation en pareil cas est une manœuvre frauduleuse. Je dis cela pour l'individu vulnérable qui fait appel à l'assurance, et dont tous les efforts ne tendent qu'à surprendre la bonne foi du médecin; qu'à égarer sa religion, et qu'à spéculer sur son manque possible de perspicacité.

Maladies du cerveau et du système nerveux. — Me voici arrivé au groupe le plus difficile des affections du cadre nosologique. Ici, l'imprévu n'a plus de limites. Le médecin qui n'a pas très-particulièrement étudié les maladies cérébrales commet chaque jour les plus grossières erreurs, et peut, par conséquent, laisser signer aux Compagnies d'assurances les plus déplorables conventions. Tel autre, au contraire, très-exercé au diagnostic des lésions de l'intelligence et du système nerveux, lit à livre ouvert dans l'avenir et se prononce en toute certitude, à une année ou à quelques mois près, sur la durée totale de la vie d'un homme.

Les questions médico-légales relatives aux assurances sur la vie ne rencontrent nulle part une application plus saisissante qu'à l'occasion d'un état morbide très-grave et aujourd'hui d'une fréquence vraiment alarmante dans la classe aisée de la société, je veux parler de la *paralysie générale*. Cette affection est sans cesse désignée à tort par les gens du monde sous les noms de *ramollissement du cerveau*, de *maladie de la moelle épinière*, de *folie orgueilleuse*, etc. L'individu qui présente les prodromes de la paralysie générale est un condamné à mort : toutes les tentatives de spoliation peuvent s'exercer autour de lui et les jours si misérables qui lui restent à vivre serviront, au besoin, d'appât à de criminelles ou à d'audacieuses spéculations. Rien n'est plus facile : le malade s'ignore lui-même et les médecins des Compagnies passent nécessairement à côté du vice rédhibitoire.

Deux hommes d'un certain âge — et les deux frères — se présentent un jour dans le salon d'un médecin aliéniste de Paris. L'aîné pénètre seul d'abord dans le cabinet de notre confrère et le prie d'examiner avec soin le malade qu'il lui amène. « Il n'a rien, dit-il ; il se porte bien, et cependant il n'est plus le même. » Après un long interrogatoire, le frère aîné prend en particulier le médecin aliéniste et le supplie de lui parler à cœur ouvert. « La situation me paraît fort grave, répond l'homme de l'art ; votre frère a des signes avant-coureurs de paralysie générale. » Des explications furent ensuite réclamées et données au sujet de cette terrible maladie, et l'on parla même de la possibilité d'une échéance fatale dans l'espace de trois ou quatre ans. Les visiteurs disparurent, mais une assurance de 100 000 francs fut placée sur la tête du malade, et, trois ans après, le frère aîné recueillait tranquillement le produit de son vol.

Un médecin, bien connu dans la science, avait depuis neuf ans une assurance sur sa vie de 100 000 francs. Il donne tout à coup des signes d'une assez grande excitation cérébrale, va, vient, parle et écrit beaucoup. Il a de ses travaux une opinion exagérée, vante ses succès dans la pratique et exalte ses aptitudes professionnelles. Le hasard lui fait rencontrer le directeur de la Compagnie d'assurances, et, après l'avoir longuement entretenu, il lui dit qu'il est assuré pour une somme tout à fait insignifiante et qu'il est résolu à faire les frais d'une assurance de 500 000 francs. On en réfère à l'administration générale à Paris, qui déclare consentir. Le contrat est préparé, et, au moment où il est soumis à la signature du docteur X..., ce dernier parlait avec tant de véhémence que l'agent de la Compagnie le crut en état d'ivresse, prétexta l'oubli d'une formalité indispensable et remporta la police d'assurance. Le surlendemain, notre malheureux confrère entrait dans une maison de santé, et six mois après il mourait paralysé. La Compagnie paya les 100 000 francs à sa veuve et s'estima très-heureuse de ne pas avoir à lui compter le demi-million qu'avait désiré souscrire son mari, dans un accès de *témérité pathologique*, car il était bien loin alors de prévoir sa fin prochaine !

Ainsi que je vous l'ai récemment démontré dans mes leçons sur la paralysie générale (1), la période prodromique de la maladie échappe d'ordinaire aux pathologistes, qui, le plus souvent, ne sont pas consultés à ce sujet, qui n'en tiennent pas sérieusement compte, et qui oublient de la décrire ; mais, au point de vue médico-légal, elle a une importance que je devais mettre en relief. Fertile en catastrophes de tout genre, elle crée de bien périlleuses situations !.... Au moment où je parle, mon esprit se reporte sur un malade de la ville, dont la mort prochaine donnera lieu à de nombreux procès. Depuis le premier accident pathognomonique que j'ai été appelé à soigner chez lui, j'ai prévu ces difficultés futures, et je suis parvenu à en neutraliser d'avance quelques-unes. Par mon intervention médico-légale, j'espère aplanir plus tard des obstacles bien sérieux et bien inquiétants.

(1) Legrand du Saulle, *Étude médico-légale sur la paralysie générale*. Paris, 1866.

Laissez-moi vous citer maintenant deux autres faits qui portent également avec eux tout un enseignement.

En 1824, le duc de S. G. se fit assurer sur la vie pour 80 200 francs. Il avait souffert d'une affection du cerveau, était en *enfance* et n'avait pas parlé depuis deux ans. Neuf mois après la signature du contrat, il mourut d'une attaque d'apoplexie. A l'ouverture du corps, « on trouva à la paroi interne du crâne une large tumeur qui exerçait une pression sur les lobes cérébraux. Cette tumeur était évidemment d'ancienne date et avait été probablement la cause des symptômes que l'on avait observés ainsi que de la mort. On trouva environ 300 grammes de sérum épanché dans le cerveau (1) ».

La Compagnie anglaise avait eu connaissance de l'altération des facultés mentales et avait exigé une prime annuelle double. La surtaxe imposée n'a été évidemment qu'une garantie illusoire. La Compagnie a été mal conseillée et elle s'est exposée à un sinistre certain.

Le 10 décembre 1833, madame R. contracta une assurance sur la vie. Elle déclara qu'elle était très-bien portante, produisit un certificat de son médecin habituel constatant qu'il connaissait madame R. depuis dix ans et qu'il ne l'avait traitée qu'une seule fois, à l'occasion d'une indisposition légère, « des aigreurs d'estomac ». Neuf mois après la signature de la police, l'assurée mourut d'apoplexie. La Compagnie allait payer le montant de l'assurance, lorsqu'un procès intenté aux exécuteurs testamentaires de la défunte mit soudainement en lumière les circonstances suivantes : Deux mois avant l'assurance, madame R. avait été fréquemment saignée, on lui avait rasé les cheveux et on lui avait appliqué des vésicatoires sur la tête, puis des sangsues aux tempes. Au moment de l'assurance et immédiatement après, elle avait eu plusieurs accès d'épilepsie.

(1) A. S. Taylor, *ouvr. cit.*

Le juge de Glascow pensa que la Compagnie aurait dû être informé de l'existence de la maladie convulsive et annula la convention (1).

Après avoir précédemment insisté sur le suicide, comme cause fatale de résiliation d'un contrat, je dois en ce moment prévoir et résoudre la difficulté que voici : Un individu bien portant est assuré, puis, dans le cours de sa vie, il est frappé d'aliénation mentale. En proie à un délire triste, à des idées de persécution, à des hallucinations, il attente à ses jours. Que devra-t-il arriver ? Que les Compagnies d'assurances solderont les héritiers, car celui qui s'est donné la mort dans un accès bien et dûment constaté d'aliénation mentale ne peut être réputé avoir péri victime d'une mort *volontaire*. Cela n'est-il pas de toute évidence et de toute justice ?

RÉFLEXION FINALE.

Si, en matière d'assurances sur la vie, des difficultés médico-légales imprévues viennent à s'élever, et si, à un titre quelconque, votre intervention est réclamée, exposez simplement et scientifiquement les faits, donnez froidement votre opinion et appelez-en au besoin à des cas analogues antérieurement observés. Il surgit parfois tant de péripéties dans le cours d'un procès, que des embarras aussi compliqués qu'inattendus peuvent, à un moment donné, plonger le médecin dans la plus anxieuse perplexité ; mais comme il y a entre un témoin ordinaire et lui la différence qui sépare l'homme qui a des sens de celui qui possède une intelligence, il doit prendre conseil de sa raison, de son instruction et de sa probité. Ainsi présentée, la cause de la science sera presque toujours celle de la vérité !

(1) A. Taylor, *ouvr. cit.*

TABLE DES MATIÈRES

Paris. — Imprimerie de E. MARTINET, rue Mignon, 2.

Paris. — Imprimerie de E. MARTINET, rue Mignon, 2.

www.ingramcontent.com/pod-product-compliance
Ingram Content Group UK Ltd.
Pitfield, Milton Keynes, MK11 3LW, UK
UKHW021039180726
13838UKWH00004B/1896